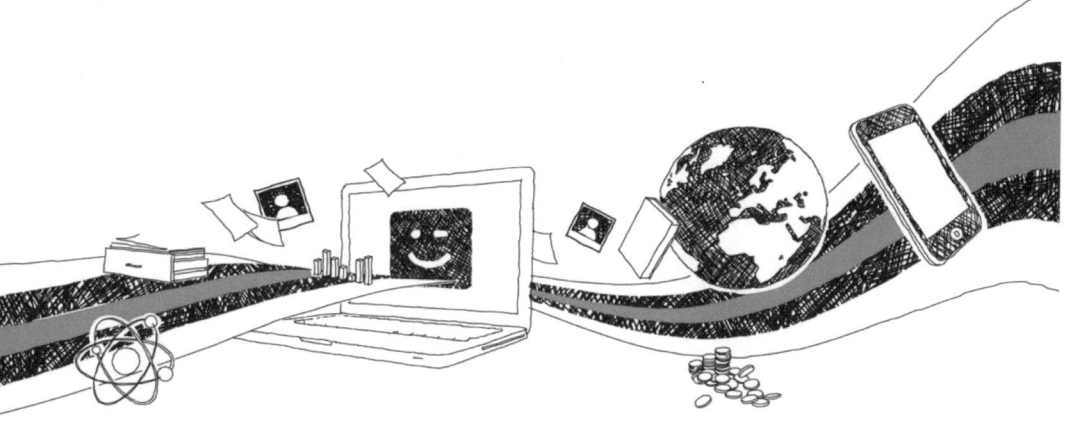
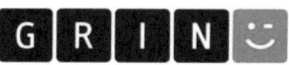

Phänomene sozialer Ungleichheit in Gesundheitssystemen

Ein Vergleich der deutschen und kanadischen Gesundheitsversorgung

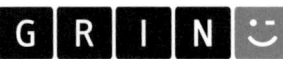

Bibliografische Information der Deutschen Nationalbibliothek:

Die Deutsche Nationalbibliothek verzeichnet diese Publikation in der Deutschen Nationalbibliografie; detaillierte bibliografische Daten sind im Internet über http://dnb.d-nb.de abrufbar.

ISBN: 9783346817945
Dieses Buch ist auch als E-Book erhältlich.

Druck und Bindung: Books on Demand GmbH, Norderstedt Germany
Gedruckt auf säurefreiem Papier aus verantwortungsvollen Quellen

Das vorliegende Werk wurde sorgfältig erarbeitet. Dennoch übernehmen Autoren und Verlag für die Richtigkeit von Angaben, Hinweisen, Links und Ratschlägen sowie eventuelle Druckfehler keine Haftung.

Das Buch bei GRIN: https://www.grin.com/document/1328777

Technische Universität Dresden
Fakultät Erziehungswissenschaften
Institut für Berufspädagogik und Berufliche Didaktiken
Professur für Gesundheit und Pflege/Berufliche Didaktik

Vorlesung: Einführung in das Gesundheitssystem der BRD

Phänomene sozialer Ungleichheit in Gesundheitssystemen

Ein Vergleich der deutschen und kanadischen Gesundheitsversorgung

Dresden, 30. September 2022

Abstract

Diese Seminararbeit behandelt das Thema der Phänomene von sozialer Ungleichheit im Kontext der Gesundheit. Die Beantwortung der Forschungsfrage „An welchen Stellen lässt sich eine soziale Ungleichheit in den einzelnen Gesundheitssystemen nachweisen und wie sind diese darin verankert?" dient als zentrales Ziel dieser Arbeit. Dabei erfolgt ein Vergleich der Gesundheitssysteme der Bundesrepublik Deutschland und von Kanada. Dabei werden theoretische Grundlagen der sozialen und gesundheitlichen Ungleichheit beleuchtet, welche einen Einblick und Verständnis in die komplexe Thematik geben sollen. Darüber hinaus werden die zwei Gesundheitssysteme anhand ihrer Struktur beleuchtet, um daraus Rückschlüsse zu gegebenen Vorkommen von sozialer und gesundheitlicher Ungleichheit schließen zu können. Zur Beantwortung der Forschungsfrage in theoretischer Hinsicht wird sowohl erwiesene Literatur von Bourdieu, als auch neuere Modellansätze von Sperlich und Mielck verwendet. Zur empirischen Beleuchtung aktueller Gegebenheiten werden aktuelle Studien und weitere Publikationen verwendet. Weiterhin großes Potential ist im aktuellen empirischen Stand zu erkennen. Auf Grundlage dieser potentiellen Ergebnisse können notwendige zukünftige gesundheitspolitische Entscheidungen getroffen werden.

Inhaltsverzeichnis

1. Einleitung

Die gesundheitliche Versorgung einer Bevölkerung kann durch verschiedene Systeme sichergestellt werden. Das Spektrum reicht hier von nationalen bis kommunalen Gesundheitsdiensten sowie gesetzlicher und privater Sozialversicherungssysteme. Soziale Ungleichheit spielt hinsichtlich der Gesundheit, als eines der höchsten menschlichen Güter, eine wichtige Rolle. Jedem Menschen sollte ein gleicher Zugang zu medizinischen Ressourcen ermöglicht werden. Dies ist jedoch aufgrund bestimmter sozialer Strukturen nicht der Fall (vgl. Gerlinger 2007, S. 293 f.).

Im Rahmen dieser Seminararbeit wird zunächst die soziale Ungleichheit im Kontext der Gesundheit dargelegt. Dabei wird ein Modell näher vorgestellt, welches Zusammenhänge zwischen dem gesellschaftlichen Stand und der Gesundheit erläutert. Andere Modelle werden jedoch nicht betrachtet, da dies den Umfang dieser Arbeit überschreiten würde. Danach werden das deutsche und das kanadische Gesundheitssystem vorgestellt und im Hinblick der sozialen Ungleichheit analysiert. Die Auswahl der Länder erfolgte auf Grundlage der Gemeinsamkeit, dass öffentliche Träger in der Versorgung maßgeblich finanziell und gesetzlich involviert sind. Darüber hinaus gibt es in beiden Ländern eine bundeslandähnliche Aufteilung der Regionen. Unterschiede sind auf der Ebene der bundesrechtlichen oder regionalen Zuständigkeit zu erkennen, um mögliche Unterschiede aufzeigen zu können. Schlussendlich zeigt das Fazit Gemeinsamkeiten und Unterschiede zwischen beiden Ländern auf.

Das Ziel der Seminararbeit liegt darin, Gemeinsamkeiten und Unterschiede hinsichtlich der sozialen Ungleichheit der beiden Länder aufzuzeigen. Wenngleich Gesundheit nicht nur durch strukturelle Faktoren beeinflusst wird, sondern auch durch individuelle Verhaltensweisen und Ansichten geprägt ist, finden diese eine geringere Beleuchtung in dieser Arbeit. Die Wechselbeziehung sozialer, individueller und struktureller Faktoren bleibt jedoch unbestritten. Zur Erschließung des Ziels werden folgende Leitfragen in der Arbeit beantwortet: In wie weit lässt sich eine soziale Ungleichheit im Kontext der Gesundheit darlegen? Welche Strukturen weisen die Gesundheitssysteme der Bundesrepublik Deutschland und von Kanada auf? Diese Fragen bilden die Grundlage für die Beantwortung der Forschungsfrage: An welchen Stellen lässt sich eine soziale

Ungleichheit in den einzelnen Gesundheitssystemen nachweisen und wie sind diese darin verankert?

2. Soziale Ungleichheit

Im folgenden Abschnitt wird die soziale Ungleichheit näher erläutert. Dabei werden durch Begriffsbestimmungen und eine theoretische Sichtweise die zentralen Aspekte dargelegt. Des Weiteren wird die gesundheitliche Ungleichheit in Gesundheitssystemen durch soziale Ungleichheit erläutert.

2.1. Begriffsbestimmungen

2.1.1. Soziale Ungleichheit

Der Begriff ‚Soziale Ungleichheit‘ wird bei Personen verwendet, wenn vorteil- oder nachteilshafte Lebensbedingungen auf Grundlage einer bestimmten Position in der gesellschaftlichen Struktur vorliegen. Näher kann soziale Ungleichheit nachgewiesen werden, wenn eine bestimmte Gruppe von Menschen fortlaufend Lebensbedingungen verfügen, die ihnen nachteilshafte Grenzen auflegen und zugleich andere Personen diese nicht haben und gegebenenfalls Chancen erhalten, die nicht für die gesamte Bevölkerung zugänglich sind. Ursächlich dafür können Zuschreibungen auf der Grundlage von Klasse und Schicht ausfindig gemacht werden (vgl. Hradil 2016, S. 248), die im Folgekapitel näher dargestellt werden.

Der Status eines Menschen kann in Dimensionen der niedrigen und höheren Stellung aufgezeigt werden. Dazu zählen beispielsweise Einkommensstatus, Prestige-Status, Erwerbsstatus oder der Berufsstatus. Des Weiteren können die Dimensionen in veränderbar und nicht veränderbar aufgeteilt werden. Das Geschlecht, Alter und die Herkunft zählen zu den nicht veränderbaren Dimensionen, jedoch sind die Familien- und Lebensform, der Beruf und der Bildungsstatus veränderbare Dimensionen. Damit ein Lebensumstand als betroffen von sozialer Ungleichheit bezeichnet werden kann, bedarf es die Erfüllung mehrerer Kriterien. Beispielsweise kann das Erwerbseinkommen als knappes Gut bezeichnet werden, da es einer Berufstätigkeit, welche ein weiteres knappes Gut darstellt, bedarf. Sozial strukturierte Verteilungsmechanismen, die in der

Gesellschaft verankert sind, beeinflussen die Distribution der Güter (Vgl. ebd., S. 248 f.).

2.1.2. Klasse und Schicht

Die Soziologie betrachtet im Teilbereich der Sozialstruktur Personengruppen, die durch gewissen Ähnlichkeiten in eine systematische Struktur eingeordnet werden können. Menschen in ähnlichen sozioökonomischen Lebenslagen werden als Personengruppen in Klasse und Schicht zusammengefasst. Ein nachweisbares Merkmal ist, dass diese sozio-ökonomisch ähnlichen Personen übereinstimmende Lebenserfahrungen machen und gleichartige Persönlichkeitsmerkmale aufweisen (vgl. Geiger 1955, S. 21 ff.). Diese Ansicht hat sich im Verlauf der Zeit nicht grundlegend geändert. Vielmehr spezifiziert Rainer Geißler den Begriff Persönlichkeitsmerkmale. Dazu zählt der Soziologe psychische Dispositionen, Bedürfnisse, Interessen, Habitus, Lebensstile, Wertorientierung, persönliche Einstellung und die Mentalität. Resultierend aus den übereinstimmenden Lebenserfahrungen und aufgezählten Persönlichkeitsmerkmalen argumentiert Geißler, dass Menschen aus einer bestimmten Schicht und Klasse ähnliche Lebenschancen und -risiken haben (vgl. Geißler 2014, S. 93-95).

2.2. Das bourdieusche Sozialstrukturmodell

Der Soziologe Pierre Bourdieu ging zu seinen Lebzeiten davon aus, dass Mechanismen der Verwendung und Anhäufung von Macht innerhalb eines sozialen Systems Ursache für soziale Ungleichheit in einer Gesellschaft ist. Der Begriff Kapital, welches sozial, ökonomisch und kulturell vorhanden ist, wird zur Erläuterung der Machtverteilung als Grundlage für ein Klassenmodell verwendet (vgl. ebd. 1983, S. 183). Das Sozialkapital bezeichnet Bourdieu als „[...] Gesamtheit der aktuellen und potentiellen Ressourcen, die mit dem Besitz einers dauerhaften Netzes von mehr oder weniger institutionalisierten Beziehungen gegenseitigen Kennes oder Anerkennens verbunden sind; oder, anders ausgedrückt, es handelt sich dabei um Ressourcen, die auf der Zugehörigkeit einer Gruppe beruhen" (ebd. 1992 zitiert in: Bourdieu 200, S. 224).

Soziales, ökonomisches und kulturelles Kapital sind in der Lage unter bestimmten Bedingungen sich in andere Kapitalformen umzuwandeln und stehen miteinander in

5

Wechselbeziehungen. Das kulturelle Kapital kann in drei Unterformen geteilt werden: objektiviertes Kapital, inkorporiertes Kapital und institutionalisiertes Kapital. In Verbindung mit Enzyklopädien, Büchern und anderen Instrumenten steht das objektivierte Kapital. Die genannten Güter werden auch als kulturelle Güter bezeichnet. Durch die Schul- bzw. Universitätsbildung sowie dem Elternhaus kann inkorporiertes Kapital generiert werden. Wenn aus den Bildungseinrichtungen Zeugnisse und Abschlüsse sowie Titel erworben werden, dann fallen diese unter das institutionalisierte Kapital. Dieses genießt eine hohe gesellschaftliche Anerkennung (vgl. ebd. 1992, 49 f. & Müller 2014, S. 27 ff.). Für Kinder und Jugendliche mit Migrationshintergrund sind Bildungschancen meist schlechter. Dieser Umstand zeigt, dass zwar kulturelles Kapital durch Bildung gewonnen werden kann, es jedoch bei geringerem sozioökonomischen Status weniger nachzuweisen ist (vgl. Hradil 2016, S. 257). Zur Verdeutlichung der einzelnen Kapitalformen lässt sich feststellen, dass kulturelles Kapital in Verbindung mit oben genannten Bildungsformen und -gütern steht. Vermögen und das verfügbare Einkommen ergeben das ökonomische Kapital und soziales Kapital wird aus allen sozialen Beziehungen und Prestige zusammengesetzt.

Nach Bourdieu wird dem ökonomischen Kapital die größte Wirkung zugeschrieben, was eine besondere Auswirkung auf die gesellschaftliche Stellung aufzeigt. Als Grundlage hierfür kann die Bedeutung der Verteilung der Kapitalformen genannt werden. Die beschriebene theoretische Grundlage wird Raum der sozialen Position genannt (vgl. Bourdieu 1983, S. 183 ff. & Sperlich und Mielck 2003, S. 171).

2.3.   Gesundheitssysteme im Kontext sozialer Ungleichheit

Um das Konzept Gesundheit gibt es eine große Diskussion, da ein großer Interpretationsspielraum vorliegt. Für diese Arbeit wird die Definition der Weltgesundheitsorganisation von 1948 verwendet. Diese definiert Gesundheit als „Zustand des vollständigen körperlichen, geistigen und sozialen Wohlbefindens und nicht nur das Freisein von Krankheit und Gebrechen. Das Erreichen des höchstmöglichen Gesundheitsniveaus ist eines der Grundrechte jedes Menschen, ohne Unterschied der ethnischen Zugehörigkeit, der Religion, der politischen Überzeugung, der wirtschaftlichen oder sozialen Stellung" (WHO 2020, S.1). Diese theoretische

Grundlage zeigt, dass Gesundheit auf mehreren Ebenen vorhanden oder auch abwesend sein kann.

Das ,Mehrebenenmodell des Zusammenhangs von sozialer und gesundheitlicher Ungleichheit' von Sperlich und Mielck dient der Erläuterung des Spannungsverhältnisses von Gesundheit und sozialer Ungleichheit. Im Modell werden gesundheitliche Belastungen aber auch Ressourcen, wie beispielsweise soziale Unterstützung, gesundheitliche Versorgung und Arbeitsbedingungen, neben horizontalen und vertikalen Dimensionen sozialer Ungleichheit aufgeführt. Weitere Bestandteile sind gesundheitsrelevante Verhaltensweisen, dazu gehören die Inanspruchnahme von gesundheitlicher Versorgung, , körperliche Bewegung oder der Tabakkonsum. Von besonderer Relevanz sind individuelle gesundheitsrelevante Verhaltensweisen, da die Inanspruchnahme einer gesundheitlichen Versorgung und die Option dazu in direktem Zusammenhang zu sozialer und gesundheitlicher Ungleichheit stehen (vgl. Sperlich und Mielck 2003, S. 175).

Hradil bestätigt die Sichtweise, dass gesundheitliche Ungleichheit mit gesundheitliche Belastungen und gesundheitsrelevante Verhaltensweisen zusammenhängen. Folglich sind eine Gesundheitsversicherung oder der Zugang zur Gesundheitsversorgung wichtige Aspekte zur Betrachtung. Weiterhin können Lebensanalysen im Modell Ableitungen hinsichtlich der Gesundheitsentwicklung aufzeigen. Eine reine Analyse gesundheitsrelevanter Verhaltensweisen gibt weniger Rückschlüsse, da der soziale Kontext ebenso Auswirkungen auf das Verhalten haben kann (vgl. Hradil 2009. S. 52 ff.).

3. Soziale Ungleichheit im deutschen Gesundheitssystem

3.1. Das Gesundheitssystem der Bundesrepublik Deutschland

Eine rechtliche Grundlage für die gesundheitliche Versorgung in der Bundesrepublik Deutschland bietet das Sozialgesetzbuch V (SGB V), durch die Pflichtversicherung, die auch als gesetzliche Krankenversicherung bekannt ist. In § 5 SGB V ist der versicherungspflichtige Personenkreis näher bestimmt (vgl. ebd.) sowie die zustehenden Leistungsarten und -ansprüche in § 11 SGB V (vgl. ebd.). Dazu gehören neben der Entgeltfortzahung im Fall der Arbeitsunfähigkeit auch der direkte und kostenlose

Zugang zu Leistungserbringern, wie Vertrags(zahn)ärzte, Psychologen, Apotheken und ähnliches (vgl. edb., §§ 69, 70). Finanziert wird die gesetzliche Krankenversicherung, die sich über 100 einzelne Versicherer aufteilt, durch einkommensabhängige Beiträge aller versicherten Personen sowie einem jährlichen Bundeszuschuss (vgl. ebd., § 25). Unabhängig von der Höhe der geleisteten Beiträge haben alle Beitragszahlenden Anspruch auf eine bedarfsgerechte Behandlung (vgl. ebd., § 3). Die individuelle Höhe der jeweiligen Versicherungsbeiträge werden prozentual hinsichtlich des Einkommens bemessen. Jedoch tragen VersicherungsnehmerInnen nicht allein die Kosten, sondern werden von den ArbeitgeberInnen zur Hälfte unterstützt (Bäcker et al. 2008, S. 124 ff.).

Die gesetzliche Sozialversicherung, zu der neben der Krankenversicherung auch die Pflege-, Unfall-, Renten- und Arbeitslosenversicherung gehören, dient dem Zweck die Existenzgrundlage der Bevölkerung unabhängig der sozialen Lage zu gewährleisten. Durch den niedrigschwelligen Zugang und verbindlicher Rahmenbedingungen zur gesetzlichen Sozialversicherung soll jedes Individuum gleich behandelt werden (vgl. Polzin, Kirchner und Poliert 2016, S. 491 ff.).

Vereinzelte Leistungen sind mit Beschränkungen verbunden, was folglich zu einer Privatisierung einiger Gesundheitskosten führt. Beispielsweise werden Sehhilfen grundsätzlich von dem Leistungsumfang der gesetzlichen Krankenversicherung ausgeschlossen. Darüber hinaus werden bei Zahnersatzleistungen nur anteilige Festzuschüsse gewährleistet, jedoch nicht der vollkommene Leistungsumfang. Eine Rationierung der Leistungen erfolgt durch den gemeinsamen Bundesausschuss (vgl. SGB V, § 91). Eine private Zusatzversicherung oder die Eigenfinanzierung von Zusatzleistungen kann dennoch eine Inanspruchnahme ersterer ermöglichen. Jedoch ist diese Möglichkeit nicht für alle Menschen finanziell tragbar, was zur sogenannten ‚Zwei-Klassen-Medizin' führt (vgl. Huster 2015, S. 25 ff.).

Private Krankenversicherungen stehen neben der gesetzlichen Krankenversicherung zur Verfügung, wenn das Einkommen der ArbeitnehmerInnen die Versicherungsgrenze überschreitet. Darüber hinaus können sich Selbstständige und Freiberufler sowie Beamte privat versichern lassen (vgl. Bäcker et a. 2008, S. 143). Anders als gesetzliche Krankenkassen berechnen private Krankenversicherungen ihre Beiträge anhand der benötigten Leistungen, die sich aus dem individuellem Gesundheitsrisiko ergeben. Außerdem haben die Versicherten eine Auswahl an Leistungstarifen, die den Beitrag vermindern oder erhöhen (vgl. Böckmann 2009, S. 68). Die Privatversicherung zeigt deutliche schwächen, da sich Personen mit geringeren Einkommen meist die Beiträge für einen vergleichsweise höheren Versorgungsbedarf nicht leisten können (vgl. ebd., S. 63 ff.).

3.2. Phänomene der sozialen Ungleichheit in Deutschland

In Deutschland werden in der Diskussion um die Ungleichheit zunehmend die Begriffe ‚Altersarmut' und ‚wachsende Ungleichheit' aufgenommen. Für diesen politischen Diskurs wird die Frage gestellt, in wie weit Deutschlands Sozialversicherung als ‚sozial' benannt werden kann (vgl. Beyer 2017, S. 50).

Die Gleichheit der medizinischen Versorgung wird durch das zeitgleiche Dasein der privaten und gesetzlichen Krankenversicherung beeinträchtigt. Ein besonderer Augenmerk liegt dabei bei dem Leistungsumfang, der bei den Privatversicherern, je nach Tarif, meist einen höheren Anteil aufweist. Als Gründe dafür können eine höhere Leistungshonorierung der Leistungserbringer von Privatversicherten und die Budgetierung und Pauschalvergütung bei gesetzlich Versicherten aufgeführt werden (vgl. Geringer 2007, S. 298 ff.). Hinsichtlich des Leistungsumfangs können weitere Schwachstellen ausfindig gemacht werden. Das Gleichbehandlungsgebot, welches im Sozialgesetzbuch verankert ist, stellt sicher, dass jede Person einen Anspruch auf eine medizinische Leistungsversorgung hat. Diese muss auf Grundlage aktueller medizinischer Erkenntnisse erfolgen. Die Mitglieder des gemeinsamen Bundesaus-schusses bewerten dabei den therapeutischen Nutzen und die Wirtschaftlichkeit einer Behandlung (vgl. Kluth 2015, S. 34). Aus dieser Bewertung wird ein Leistungskatalog entwickelt, anhand dessen sich der Leistungsumfang der gesetzlichen Krankenversicherungen orientiert. Hierbei kommen Kontroversen auf, da Leistungen möglicherweise von einer gesetzlichen Krankenversicherung ausgeschlossen werden, obwohl diese erwiesene, evidenzbasierte Wirkung aufzeigt und somit gegebenenfalls medizinisch notwendig sind (vgl. edb. 2015, S. 100).

Ein weiterer Aspekt betrifft die geografische Verteilung der ärztlichen Praxen. Wenn Regionen einen höheren Anteil an Personen mit einer Privatversicherung aufweisen, da eine Selektion durch unterschiedliche Wohnpreise vorhanden sein kann, können sich Mediziner um einen höheren Gewinn zu erzielen in diesen Regionen niederlassen. Signifikant kann dieser Umstand in städtischen Regionen beobachtet werden, da eine gleichmäßige Verteilung der Praxen nicht angebotsgleich gewährleistet werden kann. Weiterhin sind im Vergleich zwischen Land und Stadt ähnliche Gegebenheiten zu erkennen. Der Ärztemangel durch die gegebenen Ungleichheiten im Gesundheitssystem auf dem Land ist bereits lange bekannt (vgl. Gerlinger 2007, S. 299 ff.).

4. Soziale Ungleichheit im kanadischen Gesundheitssystem

4.1. Das kanadische Gesundheitssystem

Kanada verfügt im Gegensatz zum deutschen Sozialversicherungssystem über einen regionalen Gesundheitsdienst. Der gesamten kanadischen Bevölkerung steht das sogenannte ‚Medicare' zur Verfügung. Die gesetzliche Grundlage wird jedoch nicht auf Provinzebene, sondern auf Bundesebene erstellt. Außerdem besteht eine besondere Verantwortung gegenüber bestimmten Personengruppen, wie Inuit, Soldaten, Kriegsveteranen und Native Americans. Für diese Personen beteiligt sich der Staat Kanada an der Finanzierung. Nach einer Überarbeitung der gesetzlichen Rahmenbedingungen 2005 wird die Gesundheitsversorgung größtenteils durch regionale Gesundheitsbehörden gewährleistet. Die Provinzen sind dazu verpflichtet gesetzlich vorgeschriebene medizinische Leistungen anzubieten und der gesamten Bevölkerung niederschwellig zur Verfügung zu stellen. Im Gegenzug erhalten die Regionen dafür finanzielle Zuwendungen des Zentralstaats (vgl. Schölkopf und Grimmeisen 2020, S. 43).

Die kanadischen Gesundheitsausgaben sind zu 69 Prozent öffentlich finanziert. Eine restliche nahezu gleiche Aufteilung teilen sich private Krankenversicherungen und Quellen aus Privathaushalten. Der öffentliche Anteil ist finanziert aus 93 Prozent regional erhobenen Steuern. Provinzen, welche wirtschaftlich schwächer aufgestellt sind, erhalten zweckgebundene Sonderzuweisungen vom Staat Kanada. Vereinzelt erheben die Provinzen zusätzliche Beiträge von der Bevölkerung, die über Steuern oder sonstigen Abgaben eingezogen werden. ArbeitgeberInnen haben jedoch nur eine geringe Beteiligung an dem Gesundheitsbeitrag (ebd., S. 43 f.).

Die Sicherstellung und Erbringung der Leistungsangebote, die im Rahmen des öffentlichen Gesundheitsdienstes angeboten werden, obliegt den regionalen Gesundheitsbehörden. Private (zahn-)ärztliche Praxen decken den ambulanten Bereich der Gesundheitsversorgung ab. Zugleich bemühen sich die Provinzen, Gemeinschaftspraxen und Polikliniken zu öffnen. Die kanadischen LeistungsempfängerInnen können sich im Rahmen der Hausärzteversorgung frei entscheiden, welcher Ärztin oder welchem Arzt sie sich anvertrauen. Nur HausärztInnen können Zugang zu einer fachärztlichen Behandlung durch eine Überweisung herstellen, jedoch erfolgt keine direkte Zuweisung zum fachärztlichen Personal. Teilweise erfolgt die Primärversorgung durch multiprofessionelle Versorgungsteams. Im Rahmen der stationären Versorgung können sich PatientInnen Krankenhäuser, die meist in öffentlicher Trägerschaft sind, in ihrer Provinz frei aussuchen. Finanziert werden die stationären Einrichtungen abhängig von der Provinz durch ein Globalbuget oder ein Fallpauschalensystem (vgl. Allin und Rudoler 2017, S. 21 f.).

4.2. Phänomene der sozialen Ungleichheit in Kanada

In Kanada lässt sich durch Studien zeigen, dass der soziökonomischen Status einer Person Auswirkungen auf die Gesundheit vorweist. Darüber hinaus lässt sich eine weitere Verbindung zwischen der Bildung und der Gesundheit ziehen. Personen mit einem höheren Bildungsabschluss haben eine längere Lebenserwartung als Menschen mit geringerer Bildung (vgl. Bushnik, Tjepkema, Martel 2020 S. 6).

Die Wartezeiten für einen Termin im ambulanten als auch im stationären Bereich sind in der kanadischen Gesundheitsversorgung im Vergleich anderen Industriestaaten signifikant erhöht. Die nationale Studie von 2020 zeigt, dass es, neben der Provinz Quebec, überwiegend in ländlichen Regionen zu langen Wartezeiten kommt. Die Ursachen liegen dabei an den weitläufigen ländlichen Räumen und einer niedrigen

Quote an ärztlichem Personal und medizinischen Einrichtungen pro Einwohner (vgl. Liddy, Clare et al. 2020).

Von einem unzureichendem Zugang zu medizinischen Einrichtungen sind indigene Völker in Kanada betroffen. Das medizinische Personal hat in ländlichen Regionen, in denen zumeist die Ureinwohner leben, weniger Zugang zu Ressourcen und kann dadurch weniger Leistungen anbieten, was zur Verschlechterung der Gesundheit führt (vgl. Huot et al. 2019, S. 2).

Größere Kosten entstehen für die PatientInnen in Regionen mit geringerer Bevölkerungsdichte, wenn diese längere Anfahrtswege oder Lieferkosten für medizinische Leistungen aufbringen müssen. Dadurch entsteht eine finanzielle Barriere, die nicht durch das Gesundheitssystem abgefangen wird (vgl. sbd., S 3).

Darüber hinaus wird das medizinische Personal nicht hinsichtlich kultureller und sprachlicher Unterschiede zwischen indigene Personen und nicht-indigene Personen sensibilisiert. Beispielsweise können Teile der nördlichen indigenen Völker weder Englisch noch Französisch sprechen. Daraus resultiert eine kulturelle und sprachliche Barriere zwischen den beteiligen Personen, die sich negativ auf die Qualität der medizinischen Leistung auswirken (ebd., S. 4).

Weiterhin werden nicht alle Kosten von medizinischen Leistungen durch die regionale Gesundheitsversorgung übernommen. So zeigten Studien, dass KrebspatientInnen einen Großteil ihres Vermögens für die Therapie aufbringen müssen, da das Einkommen nicht durch die Provinz gedeckt wird und zusätzliche Kosten für Rehabilitation und Reise aufkommen (vgl. ebd.).

5. Fazit

Diese Arbeit konnte zeigen, dass soziale Ungleichheit in den betrachteten Gesundheits-
systemen unabhängig von der Struktur vorhanden ist. Davon ausgehend ist ein
nachweisbarer Effekt der gesundheitlichen und sozialen Lage und der
Klassenzugehörigkeit sichtbar. Darüber hinaus konnten strukturelle Gegebenheiten
Aufschluss über vorhandene Spannungsfelder zwischen Gesundheitssystemen und der
sozialen und gesundheitlichen Ungleichheit aufgezeigt werden. Hinsichtlich der
Forschungsfrage, an welchen Stellen sich eine soziale Ungleichheit in den einzelnen
Gesundheitssystemen nachweisen lässt und wie diese darin verankert sind, lässt sich
feststellen, dass zum großen Teil in beiden Systemen monetäre Barrieren zu erkennen
sind. In Deutschland sind diese meist auf Aspekte der medizinischen Leistungs-
übernahme zurückzuführen. Hingegen stellen in Kanada nebensächliche Faktoren, wie
Transportkosten oder Existenzsicherungen eine finanzielle Belastung dar. In Kanada
gibt es weiterhin kulturelle und sprachliche Herausforderungen, die einen weiteren
negativen Beitrag zur gesundheitlichen Ungleichheit leisten. Diese sind in Deutschland
durch die homogenere Bevölkerung weniger relevant.

Weiteres Forschungspotential ergibt sich bei der Suche nach weiteren Ursachen. Diese
Erkenntnisse bieten eine Grundlage für gesundheitspolitische Entscheidungen, um der
sozialen und gesundheitlichen Ungleichheit entgegenzuwirken. Darüber hinaus kann ein
historischer Überblick zu einzelnen gesundheitspolitischen Entscheidungen
Rückschlüsse dazu geben, wie diese sich auf die soziale Struktur ausgewirkt haben und
welche positiven Aspekte man in Zukunft aufnehmen könnte. Eine größer angelegte
internationale Studie in besonderem Hinblick auf die soziale Ungleichheit in
Gesundheitssystemen könnten bisherige Systemvergleiche erweitern und somit
Schwächen und Stärken aufzeigen.

Schlussendlich kann festgestellt werden, dass die Gesundheit ein existenzielles Gut für
den Menschen ist, welches der gesamten Weltbevölkerung im gleichen Maß zusteht.
Eine Verminderung von sozialer und gesundheitlicher Ungleichheit sollte daher nicht
nur in der Bundesrepublik Deutschland und in Kanada, sondern grenzüberschreitend
avisiert werden.

Literaturverzeichnis

Allin, Sara, David Rudoler. „The Canadian Health Care System". *In International Profiles of Health Care Systems.*, von Elias Mossialos et al. Washington: Commonwealth Fund, 2017.

Bäcker, Gerhard, Gerhard Naegele, Reinhard Bispinck, Klaus Hofemann, und Jennifer Neubauer. *Sozialpolitik und soziale Lage in Deutschland.* Wiesbaden: VS Verlag, 2008.

Beyer, Friedrich. „Wie "sozial" ist die Sozialversicherung? Paradoxe Verteilungswirkungen von gesetzlicher Renten- und Krankenversicherung." In *Ungleichheit und Umverteilung*, von Christoph Oslislo, Rebekka Rehm und Friedrich Breyer. Köln: Institut für Wirtschaftspolitik an der Universität zu Köln, 2017.

Böckmann, Roman. „Die Private Krankenversicherung - weder Solidarität noch Wettbewerb?." In *Gesundheitsversorgung zwischen Solidarität und Wettbewerb*, von Roman Böckmann. Wiesbaden: VS Verlag, 2009.

Bourdieu, Pierre. „Ökonomisches Kapital, Kulturelles Kapital, soziales Kapital." In *Soziale Ungleichheiten*, von Reinhard Kreckel. Göttingen: Verlag Otto Schwartz & Co., 1983.

Bourdieu, Pierre. „Ökonomisches, kulturelles und soziales Kapital." In *Die verborgenen Mechanismen der Macht*, von Pierre Bourdieu. Hamburg: VSA-Verlag, 1992.

Bushnik, Tracey, Michael Tjepkema, Laurent Martel. „Socioeconomic disparities in life and health expectancay among the household population in Canada." Health Reports. Ottawa: Statistics Canada, 2020.

Geiger, Theodor. Soziologie in einer Zeit "zwischen Pathos und Nüchternheit"; Beiträge zu Leben und Werk. Berlin: Dunker und Humblot, 1955.

Geißler, Rainer. „Soziale Klassen und Schichten - soziale Lagen - soziale Millieus - Exkursion versus Inklusion: Modelle und Kontroversen." In *Die Sozialstruktur Deutschlands*, von Rainer Geißler. Wiesbaden: Springer Fachmedien Wiesbaden, 2014.

Gerlinger, Thomas. „Schwerpunkt: Soziale Ungleichheit und Pflege - Gesundheitspolitik als Einflussfaktor auf soziale und gesundheitliche Ungleichheit." *Pflege & Gesellschaft*, 2007.

Hradil, Stefan. „Soziale Ungleichheit, soziale Schichtung und Mobilität." In *Einführung in die Hauptbegriffe der Soziologie*, von Hermann Korte. Wiesbaden: Springer VS, 2016.

Hradil, Stefan. „Was prägt das Krankheitsrisiko: Schicht, Lage, Lebensstil?" In *Gesundheitliche Ungleichheit - Grundlagen, Probleme, Perspektiven*, von Matthias Richter und Klaus Hurrelmann. Wiesbaden: GWV Fachverlage GmbH, 2009.

Huot, S. et al. Identifying barriers to healthcare delivery and access in the Circumpolar North: important insights for health professionals, International Journal of Circumpolar Health. 78:1. 2019. DOI: 10.1080/22423982.2019.1571385.

Huster, Stefan. „Marktwirtschaft und Versorgungsgerechtigkeit - passt das zusammen?" *Frankfurter Forum Diskurs - Sozialstaatsgebot und Wettbewerbsorientierung*, 1. November 2015.

Kluth, Winfried. Schriften zum Gesundheitsrecht - Der gemeinsame Bundesausschauss (G-BA) nach §91 SGB V aus der Perspektive des Verfassungsrechts: Aufgaben, Funktionen und Legitimation. Berlin: Dunker & Humboldt GmbH, 2015.

Liddy, Clare et al. „How long are Canadians waiting to access specialty care?" Retrospective study from a primary care perspective. Can Fam Physician. 2020 Jun;66(6):434-444. PMID: 32532727; PMCID: PMC7292524.

Müller, Hans-Peter. Pierre Bourdieu - Eine systematische Einführung. Berlin: Suhrkamp Verlag, 2014.

Polzin, Javier Morato, Bernd Kirchner, und Achim Pollert. „Versicherungsgeschäfte: Wir funktionieren private und gesetzliche Versicherungen?" In *Duden Wirtschaft von A bis Z: Grundlagenwissen für Schule und Studium, Beruf und Alltag*, von Javier Morato Polzin, Bernd Kirchner und Achim Pollert. Bonn: Bundeszentrale für politische Bildung 2016, 2016.

Schölkopf, Martin und Grimmeisen, Simone. Das Gesundheitswesen im internationalen Vergleich. Gesundheitssystemvergleich, Länderberichte und europäische Gesundheitspolitik. Berlin: Medizinisch Wissenschaftliche Verlagsgesellschaft, 2020.

Sperlich, Stefanie, Andreas Mielck. „Sozialepidemiologische Erklärungsansätze im Spannungsfeld zwischen Schicht- und Lebensstilkonzeptionen - Plädoyer für eine integrative Betrachtung auf der Grundlage der Bourdieuschen Habitustheorie." *Zeitschrift für Gesundheitswissenschaften*, 2003.

WHO. *Constitution of the World Health Organization.* In: Basic Documents, Forty-ninth edition. Genf: WHO, 2020.